Neelam Khan
Javed Khan Pathan

Descoberta de medicamentos e técnicas QSAR

Neelam Khan
Javed Khan Pathan

Descoberta de medicamentos e técnicas QSAR

ScienciaScripts

Imprint

Any brand names and product names mentioned in this book are subject to trademark, brand or patent protection and are trademarks or registered trademarks of their respective holders. The use of brand names, product names, common names, trade names, product descriptions etc. even without a particular marking in this work is in no way to be construed to mean that such names may be regarded as unrestricted in respect of trademark and brand protection legislation and could thus be used by anyone.

Cover image: www.ingimage.com

This book is a translation from the original published under ISBN 978-620-7-80913-4.

Publisher:
Sciencia Scripts
is a trademark of
Dodo Books Indian Ocean Ltd. and OmniScriptum S.R.L publishing group

120 High Road, East Finchley, London, N2 9ED, United Kingdom
Str. Armeneasca 28/1, office 1, Chisinau MD-2012, Republic of Moldova, Europe
Printed at: see last page
ISBN: 978-620-7-87144-5

DESCOBERTA DE MEDICAMENTOS E TÉCNICAS QSAR

DESCOBERTA DE MEDICAMENTOS

A descoberta de medicamentos é um processo que tem por objetivo identificar um composto terapeuticamente útil para tratar e curar uma doença. Normalmente, um esforço de descoberta de medicamentos aborda um alvo biológico que demonstrou desempenhar um papel no desenvolvimento da doença ou parte de uma molécula com actividades biológicas interessantes. O processo de descoberta de medicamentos envolve a identificação de candidatos, a síntese, a caraterização, o rastreio e os ensaios de eficácia terapêutica. Uma vez que um composto tenha demonstrado o seu valor nestes testes, iniciar-se-á o processo de desenvolvimento do medicamento antes dos ensaios clínicos. A descoberta e o desenvolvimento de medicamentos é um processo dispendioso devido aos elevados custos de I&D e dos ensaios clínicos em seres humanos. Atualmente, está a ser tentada uma nova abordagem para compreender a forma como a doença e a infeção são controladas a nível molecular e fisiológico e para atingir entidades específicas com base neste conhecimento.[2] A descoberta de medicamentos é o processo de descoberta de novos candidatos a medicamentos nos domínios da medicina, da biotecnologia e da farmacologia. Desde a sequenciação do genoma humano, que permitiu a clonagem e a síntese rápidas de grandes quantidades de proteínas purificadas, tornou-se prática comum utilizar o rastreio de elevado rendimento de grandes bibliotecas de compostos contra alvos biológicos isolados que se supõe serem modificadores de doenças, num processo conhecido como farmacologia inversa. Os resultados destes rastreios são então testados em células e depois em animais para verificar a sua eficácia. [1,2]

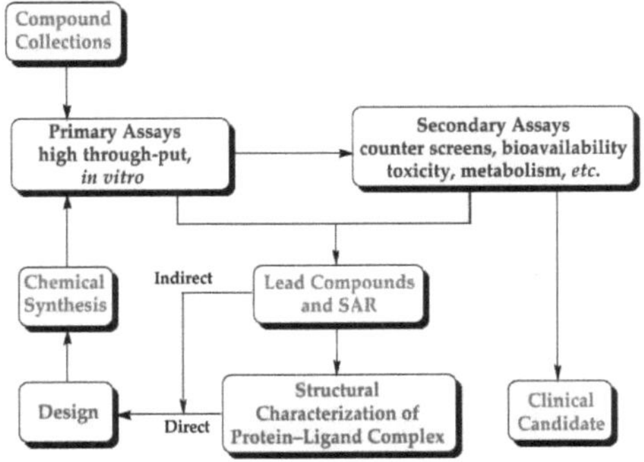

Fig. 1: Ciclo de descoberta de medicamentos [3]

1.1) Etapas da descoberta de medicamentos

Consiste nas seguintes etapas:

• Identificação da doença

• identificação do alvo do medicamento

• desenvolvimento de bioensaios

• "Composto de chumbo" Identificação

• Estrutura do composto de chumbo Determinação

• Relação estrutura-atividade Desenvolvimento (SAR)

• Identificação de farmacóforos e melhoria das interacções alvo

• propriedades farmacocinéticas Melhoria

• Patente de medicamento

• Estudo do metabolismo dos medicamentos

• Estudo de toxicidade

• Otimização de leads

- Eficácia confirmada do chumbo em modelo animal

- Processo de fabrico Conceção

- Realizar ensaios clínicos

A atual descoberta de medicamentos inclui a identificação de sucessos de rastreio, a química medicinal e a otimização desses sucessos para aumentar a afinidade, a seletividade (para reduzir o potencial de efeitos secundários), a eficácia/potência, a estabilidade metabólica (para aumentar a semi-vida) e a biodisponibilidade oral. Assim que for identificado um composto que satisfaça todos estes requisitos, iniciar-se-á o processo de desenvolvimento do medicamento antes dos ensaios clínicos. Uma ou mais destas etapas pode envolver adicionalmente, mas já nem sempre, a conceção de medicamentos assistida por computador. [4]

O medicamento requer ensaios clínicos de fase I, II e III muito dispendiosos, e a maior parte deles fracassa. Tradicionalmente, as substâncias, quer se trate de extractos brutos ou de substâncias químicas purificadas, eram analisadas em termos de atividade biológica sem informação sobre o alvo biológico. Só depois de se identificar uma substância ativa é que se tentava identificar o alvo. Esta abordagem é designada por farmacologia clássica, farmacologia prospetiva[5], ou descoberta fenotípica de medicamentos[6]. Normalmente, o "alvo" é a célula ou estrutura molecular naturalmente existente envolvida na patologia de interesse sobre a qual o medicamento em desenvolvimento se destina a atuar.

O processo de encontrar um novo fármaco para um alvo escolhido para uma determinada doença envolve normalmente o rastreio de alto rendimento (HTS), no qual grandes bibliotecas de compostos químicos são testadas quanto à sua capacidade de modificar o alvo. Por exemplo, se o alvo for um novo GPCR, os compostos podem ser testados quanto à sua capacidade de inibir ou estimular esse recetor; se o alvo for uma proteína quinase, os produtos químicos serão testados quanto à sua capacidade de inibir essa quinase.

Outra função do HTS é expor o grau de seletividade dos compostos para o alvo escolhido, uma vez que se pretende encontrar uma molécula que interfira apenas com o objetivo escolhido, mas não com um alvo diferente e relacionado. [7, 8]

É muito frequente observar que se descobrem vários compostos com algum grau de atividade e, se estes compostos partilham funções químicas, um ou mais Os farmacóforos podem então ser desenvolvidos. Nesta fase, tentaremos utilizar as relações estrutura-atividade (SAR) para melhorar as características seguras do composto principal:

• Aumentar a atividade em relação ao objetivo escolhido

• Reduzir a atividade em relação a objectivos não relacionados

• Melhorar a semelhança com o medicamento ou as propriedades ADME da molécula.

Entre as residências físico-químicas relacionadas com a absorção do fármaco encontram-se a ionização (pka) e a solubilidade; a permeabilidade pode ser determinada por PAMPA e Caco-2. O PAMPA é atrativo como ecrã inicial devido à baixa ingestão de fármaco e ao baixo preço, em comparação com os controlos que consistem no Caco-2, no trato gastrointestinal (TGI) e na barreira hemato-encefálica (BHE), com os quais pode haver uma correlação elevada. [9,10]

Podem ser utilizados mais do que alguns parâmetros para avaliar a qualidade de um composto, ou de uma sequência de compostos, tal como proposto na regra dos 5 de Lipinski. Esses parâmetros incluem propriedades calculadas, incluindo o cLogP para estimar a lipofilicidade, o peso molecular, a área de superfície polar e as propriedades medidas, como a potência, a medição in vitro da depuração enzimática, etc. Alguns descritores estão associados à eficiência do ligando (LE)[11] e à eficiência lipofílica (LIPE). [12,13] combinam esses parâmetros para avaliar a semelhança do fármaco.

Embora o HTS seja um método tipicamente utilizado para a descoberta de novos medicamentos, nem sempre é a abordagem mais simples. Muitas vezes, é possível partir de uma molécula que já possui algumas das propriedades desejadas. Este tipo de molécula pode ser extraído de um produto natural ou ser um medicamento existente no mercado que pode ser melhorado (os chamados comprimidos "me too"). Outros métodos, como o rastreio virtual de alto rendimento, em que o rastreio é efectuado utilizando modelos gerados por computador e tentando "acoplar" bibliotecas virtuais a um alvo, são também frequentemente utilizados. [14, 15]

Outro método vital para a descoberta de medicamentos é a conceção de novos medicamentos, em que é feita uma previsão a partir das variedades de substâncias químicas que podem (por exemplo) encaixar num local ativo da enzima-alvo. Por exemplo, o rastreio virtual e a conceção de medicamentos assistida por computador são frequentemente utilizados para identificar novas moléculas químicas que possam interagir com uma proteína-alvo. A modelação molecular[16] e as simulações de dinâmica molecular podem ser utilizadas como guia para melhorar a eficiência e as propriedades de novos fármacos. [16,17, 18]

Logo que uma série de compostos principais tenha sido estabelecida com potência e seletividade suficientes e propriedades benéficas semelhantes às dos medicamentos, um ou dois compostos serão então propostos para o desenvolvimento de medicamentos. O excecional desses compostos é geralmente referido como o composto principal, enquanto o outro pode ser considerado como o "reserva".[19]

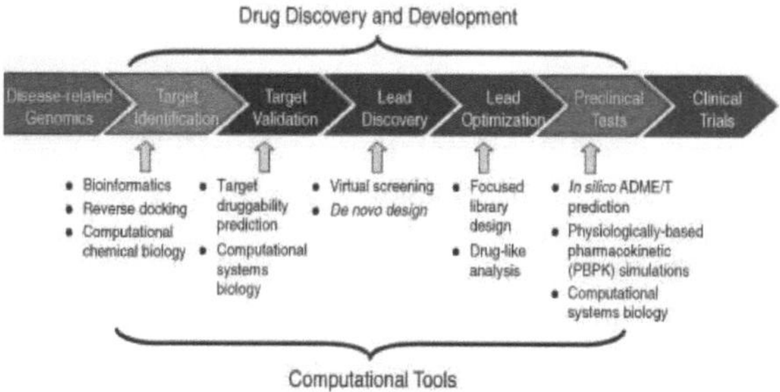

Fig. n.º 2: descoberta e desenvolvimento de medicamentos

O processo de desenvolvimento de medicamentos consiste em testes rigorosos e na otimização de compostos seleccionados para identificar o medicamento mais eficaz. Estes testes são efectuados em células (in vitro) e em animais (in vivo) para analisar o metabolismo e produzir um produto que seja seguro e que tenha passado todos os requisitos regulamentares.

O fracasso dos medicamentos na prática clínica deve-se, em grande parte, a duas razões principais. A primeira razão é o facto de não funcionarem corretamente e a segunda razão é o facto de não serem seguros. As duas questões mais importantes a ter em conta no processo de invenção de medicamentos são: descobrir um alvo e validação. Trata-se de um recetor proteico que está associado a uma condição de doença, pelo que é importante saber como a doença ocorre a nível molecular, celular e genético. Uma vez identificado o alvo, o passo seguinte é saber como é que o alvo desempenha uma função no processo da doença. Isto consegue-se testando o alvo em relação a diferentes compostos conhecidos e novos, de modo a obter um ou vários compostos que tenham interação com o alvo e que demonstrem neutralizar ou abrandar o processo da doença.

Fases do desenvolvimento de medicamentos

- Invenção de medicamentos

- Caracterização do produto

- Formulação e desenvolvimento

- Farmacocinética e Disposição de Medicamentos

- Ensaios de toxicologia pré-clínica e aplicação de IND

- Ensaios bioanalíticos

- Ensaios clínicos

- Revisão regulamentar

- Comercialização do produto ou medicamento

- Ensaios de monitorização pós-comercialização (Fase IV) [20]

1.2) Conceção de medicamentos

A conceção de medicamentos, muitas vezes conhecida como conceção racional de medicamentos ou simplesmente conceção, é o processo inventivo de localização de novos medicamentos totalmente baseado no conhecimento de um alvo orgânico.[21] O medicamento é geralmente uma pequena molécula orgânica que actua ou inibe a função de uma biomolécula que inclui uma proteína, o que, por sua vez, resulta em benefícios terapêuticos para o doente. No sentido mais básico, a conceção de medicamentos implica a conceção de moléculas que possam ser complementares em forma e carga ao alvo biomolecular com o qual interagem e que, por conseguinte, se ligarão a ele. A conceção de medicamentos baseia-se regularmente, mas nem sempre, em técnicas de modelação por computador. [22,23]

1. Este tipo de modelização é conhecido como conceção de medicamentos assistida por computador. Em última análise, a conceção de medicamentos baseada no conhecimento da forma tridimensional do alvo biomolecular é referida como conceção de medicamentos baseada na estrutura.[23] Para além das pequenas moléculas, os produtos biofarmacêuticos, que incluem péptidos [24,25] e, em especial, anticorpos terapêuticos, são uma classe de medicamentos cada vez mais importante, tendo sido também desenvolvidas técnicas computacionais para melhorar a afinidade, a seletividade e o equilíbrio destas terapêuticas baseadas em proteínas.[26]

2. O termo "conceção de medicamentos" é conceção de ligandos (ou seja, conceção de uma molécula que se ligará firmemente ao seu alvo).[27] No entanto, as técnicas de conceção para prever a afinidade de ligação são moderadamente bem sucedidas, existem muitas outras propriedades, juntamente com a biodisponibilidade, a semi-vida metabólica, os efeitos secundários, etc., que têm de ser optimizadas antes de um ligando se poder tornar um medicamento seguro e eficaz.

3. Estas diferentes características são muitas vezes difíceis de prever com técnicas de conceção racionais. No entanto, devido às elevadas taxas de atrito, particularmente ao longo de todos os níveis médicos de desenvolvimento de medicamentos, está a ser dada mais atenção no início do processo de conceção de medicamentos à seleção de medicamentos candidatos cujas propriedades físico-químicas se prevê que causem menos complicações ao longo do desenvolvimento e, subsequentemente, muito mais probabilidade de resultar num medicamento aprovado e comercializado.[28] .[29]

4. A conceção de medicamentos assistida por computador utiliza a química computacional para descobrir, melhorar ou estudar o medicamento e as moléculas biologicamente activas relacionadas. A mecânica molecular ou a dinâmica molecular são mais frequentemente utilizadas para prever a conformação da pequena molécula e para modelar as alterações conformacionais no alvo biológico que podem surgir quando a pequena molécula se liga a ele.[24,25] Os métodos semi-empíricos, de química quântica ab initio ou a teoria do funcional da densidade são frequentemente utilizados para oferecer parâmetros optimizados para os cálculos de mecânica molecular e também para fornecer uma estimativa das propriedades electrónicas (capacidade eletrostática, polarizabilidade, etc.) do candidato a fármaco, a fim de influenciar a afinidade de ligação.30

5. Além disso, a caraterística de pontuação baseada no conhecimento pode ser utilizada para fornecer estimativas de afinidade de ligação. Estes métodos utilizam a regressão linear, o estudo de gadgets, redes neuronais[31,32] ou outras técnicas estatísticas para derivar equações preditivas de afinidade de ligação através do ajuste de afinidades experimentais a energias de interação derivadas computacionalmente entre a pequena molécula e o alvo.[33,34]

Consequentemente, na prática, são necessárias numerosas iterações de conceção, síntese e ensaio antes de se descobrir uma molécula óptima. No entanto, as técnicas de computação têm acelerado a descoberta através da redução da grande variedade de iterações necessárias e, além disso, têm fornecido regularmente mais estruturas novas de pequenas moléculas [35,36].

Para a conceção de fármacos com base na estrutura, foram desenvolvidas numerosas análises de pós-seleção especializadas na interação proteína-ligando para melhorar o enriquecimento e a extração correcta:

1.2.1) Pontuação de consenso [37,38]

• seleção de candidatos através da votação de características de pontuação múltipla

• pode, além disso, perder a ligação entre as estatísticas estruturais da proteína-ligante e o critério de pontuação

1.2.2) Análise Geométrica

• Comparação das interacções proteína-ligante através da inspeção visual de estruturas individuais

• Torna-se intratável quando o número de complexos a analisar aumenta

1.2.3) Análise de clusters [39,40]

• Representar e agrupar os candidatos de acordo com as informações 3D da proteína-ligante

• Necessita de uma representação significativa das interacções proteína-ligando. As metodologias computacionais tornaram-se um elemento importante de muitos programas de descoberta de fármacos, desde a identificação de resultados até à otimização de pistas e ao passado, e os processos que incluem técnicas de rastreio virtual baseadas em ligandos ou estruturas são amplamente utilizados em diferentes esforços de descoberta.

Numa experiência mais alargada, a conceção de medicamentos é classificada em duas regiões principais, a primeira designada por conceção de medicamentos com base em ligandos e a segunda por conceção de medicamentos com base em estruturas.[23]

A conceção de medicamentos com base em ligandos (ou conceção indireta de medicamentos) baseia-se na informação de diferentes moléculas que se ligam ao alvo biológico de interesse.[41] Estas outras moléculas podem ser utilizadas para obter um modelo de farmacóforo que define a caraterística estrutural mínima importante que a molécula deve possuir para se poder ligar ao alvo. Por outras palavras, pode ser construído um modelo do alvo biológico com base no conhecimento do que se liga a esse alvo, e este modelo, por sua vez, pode ser utilizado para conceber novas entidades moleculares que interajam com o alvo. Em alternativa, pode ser derivada uma atividade estrutural quantitativa (QSAR), ou seja, uma correlação entre as casas calculadas das moléculas e a sua atividade biológica determinada experimentalmente. Estas relações QSAR, por sua vez, podem ser utilizadas para prever a atividade dos últimos análogos.[42]

A conceção de fármacos baseada na estrutura (ou conceção direta de fármacos) baseia-se no conhecimento da estrutura tridimensional do alvo biológico obtido através de métodos como a cristalografia de raios X ou a espetroscopia de RMN.[43] A utilização da estrutura do alvo biológico permite prever a ligação do fármaco candidato ao alvo com elevada afinidade e seletividade. Como alternativa, podem ser utilizados numerosos métodos computacionais automáticos para indicar novos candidatos a fármacos.[44] Os métodos modernos de conceção de fármacos totalmente baseados na estrutura podem ser divididos, grosso modo, em três classes mais importantes.[45] A primeira técnica consiste na identificação de novos ligandos para um determinado recetor através da pesquisa de enormes bases de dados de estruturas 3D de pequenas moléculas para descobrir as que se adaptam à bolsa de ligação do recetor, utilizando programas rápidos de acoplamento aproximado. Esta abordagem é designada por rastreio virtual. Uma segunda classe é a conceção de novos ligandos.

Neste método, as moléculas ligantes são construídas dentro das restrições da bolsa de ligação, montando pequenas porções de forma gradual. Essas partes podem ser átomos individuais ou fragmentos moleculares. A principal vantagem deste método é que podem ser sugeridos novos sistemas, que já não constam de nenhuma base de dados.[46,47,48] Uma terceira técnica é a otimização de ligandos conhecidos através da avaliação de análogos propostos na cavidade de ligação. [45]

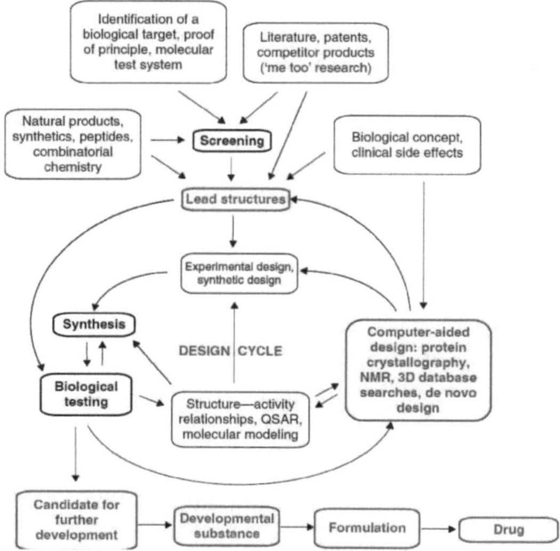

Fig. n.º 3: O caminho para a conceção de um fármaco; mostra as vias para as estruturas principais, o ciclo de conceção, a otimização iterativa e os candidatos a um maior desenvolvimento, como os estudos pré-clínicos e toxicológicos, a formulação e os ensaios clínicos de um novo medicamento. [49]

1.3) Docagem molecular [50]

A metodologia de docking visa prever os modos de ligação experimental e as afinidades de pequenas moléculas no local de ligação de determinados alvos receptores e é atualmente utilizada como ferramenta computacional preferencial na conceção de medicamentos para otimização de compostos principais e em estudos de rastreio virtual para descobrir novas moléculas biologicamente activas. A principal ferramenta de uma técnica de acoplamento consiste num algoritmo de conjunto de pesquisa e numa função de pontuação energética para gerar e comparar poses de ligandos. A docagem molecular pode ser descrita como um problema de otimização, que A docagem molecular pode ser definida como um problema de otimização, que descreveria a orientação "mais adequada" de um ligando que se liga a uma determinada proteína de interesse e é mais apropriada do que "lock-and-key". O ponto central da acoplagem molecular é simular computacionalmente o procedimento de popularidade molecular. O objetivo da acoplagem molecular é obter uma conformação optimizada tanto para a proteína como para o ligando e uma orientação relativa entre a proteína e o ligando que minimize a força de desprendimento da máquina global. Duas abordagens são particularmente famosas na comunidade de acoplamento molecular.[51]

A segunda abordagem simula o processo de acoplamento real, no qual são calculadas as energias de interação entre o ligando e a proteína. Ambas as abordagens têm vantagens significativas, bem como algumas limitações [52,53]

Existem três ingredientes fundamentais no acoplamento:

• Representação do sistema

• Pesquisa no espaço conformacional

• Classificação das soluções potenciais

Existem várias conformações mútuas possíveis nas quais a ligação pode ocorrer. O algoritmo de busca deve criar o número mais vantajoso de configurações que englobem as conformações de ligação determinados experimentalmente.

Estas configurações são avaliadas utilizando funções de pontuação para distinguir os modos de ligação experimentais de todos os outros modos explorados através do algoritmo de pesquisa[54] .

A ligação simula essencialmente a interação da superfície da proteína. Atualmente, a previsão computacional das estruturas proteicas incide em grande medida sobre proteínas relativamente pequenas e de domínio único. No caso de grandes proteínas com vários domínios, é necessário enfrentar o problema da ligação de domínios [55,56.]

1.3.1) Requisitos básicos para Docking molecular

A configuração para uma abordagem de acoplamento de ligandos requer os seguintes componentes:

• Uma estrutura de proteína alvo com ou sem um ligando ligado

• As moléculas de interesse ou uma base de dados que contenha compostos existentes ou virtuais para o processo de acoplamento

• Uma estrutura computacional que permite a implementação dos procedimentos de acoplamento e pontuação desejados.

A estrutura tridimensional do complexo proteína-ligando deve ser determinada com resolução atómica. Em muitos casos, é melhor determinar a forma não ligada (sem ligando, apo) da proteína, sem a conformação bioactiva do ligando. [57] Os métodos de acoplamento actuais utilizam as funções de pontuação para classificar uma conformação proteína-ligando. O sistema é então modificado pelo algoritmo de pesquisa, e a mesma função de pontuação é novamente aplicada para classificar a nova estrutura. Uma função reduzida é utilizada para orientar a pesquisa e uma função mais rigorosa é depois utilizada para classificar as estruturas resultantes. [52]

Algumas funções de pontuação comuns são

• Métodos de campo de forças

• Funções de pontuação da energia livre empírica

• Potencial de força média baseado no conhecimento

1.3.2) Programas de ancoragem

• DOCK: descreve sistematicamente as geometrias dos ligandos e dos locais de ligação através de conjuntos de esferas, tentando adaptar cada composto de uma base de dados ao local de ligação, podendo as esferas ser sobrepostas através de um procedimento aproximado de deteção de cliques. Na versão recente do DOCK, são consideradas as pontuações de correspondência estérica com energias de interação eletrostática e de mecânica molecular para o complexo ligando-recetor.

• MVD: O Molegro Virtual Docker é uma plataforma incluída para a previsão das interacções proteína-ligante. O Molegro Virtual Docker trata de todos os factores do método de acoplamento, desde a preparação das moléculas até à determinação dos potenciais locais de ligação da proteína alvo e à previsão dos modos de ligação dos ligandos.

• O AUTODOCK é uma técnica de docking flexível, automatizada e de pesquisa aleatória, baseada em scripts, que funciona alterando o ligando ou um subconjunto de ligandos com várias ligações rotativas para prever a interação de ligação entre pequenas moléculas e a estrutura tridimensional conhecida do recetor. A robustez do AutoDock pode ser atribuída aos métodos de recozimento simulado de Monte Carlo, algoritmo evolutivo, genético e algoritmo genético Lamarckiano.

• O software SCHRODINGER Schrodinger fornece tecnologia computacional precisa, fiável e de elevado desempenho e proporciona facilidades para resolver problemas na investigação das ciências da vida. Foi utilizado para modelação molecular e é adequado para a conceção de medicamentos, tanto com base na estrutura como nos métodos baseados em ligandos. Os vários produtos da Schrodinger são:

Deslizar	-	Jagular
Prime	-	Macro modelo

• O GOLD utiliza um modo de acoplamento flexível para pequenas moléculas no local de ligação à proteína, que utiliza um algoritmo genético para a pesquisa conformacional que constitui uma ferramenta poderosa para o rastreio e identificação de novos compostos principais.

• O DARWIN é um programa que utiliza o algoritmo genético para otimizar a conformação molecular e a orientação sob a pressão selectiva de minimizar a energia potencial do complexo ligado, comunicando com o programa de mecânica molecular CHARM para efetuar os cálculos de energia. O DARWIN utiliza a combinação de um algoritmo genético com um método de pesquisa de minimização de gradientes.

• O FLEXX utiliza um algoritmo de agrupamento de pose para classificar os conformadores de ligandos acoplados, em que a colocação do fragmento de núcleo rígido se baseia na geometria de interação entre o fragmento e os grupos receptores. Para uma proteína com forma tridimensional conhecida e uma pequena molécula de ligando, o flexx prevê a geometria do complexo proteína-ligando e estima a afinidade de ligação.

• O GLIDE (Grid Based Ligand Docking with Energetics) aproxima-se de uma pesquisa sistemática próxima e completa do espaço conformacional, orientacional e posicional do ligando acoplado. O Glide utiliza uma série de filtros hierárquicos para procurar possíveis locais para o ligando na região do sítio ativo do recetor.

É utilizada uma representação em grelha para a forma e as propriedades do recetor que pontua progressivamente a colocação do ligando.

• O SLIDE (Screening for Ligands by Induced-fit Docking) representa uma abordagem geral ao rastreio de bases de dados orgânicas e peptídicas. Pode lidar com modelos de sítios de ligação de grandes dimensões e utiliza a indexação em várias fases para identificar subconjuntos viáveis de pontos de modelo para acoplamento de ligandos.

• A FRED utiliza uma biblioteca multiconformante ou uma base de dados de um ou mais ligandos, uma estrutura de proteína alvo, uma caixa que define o local ativo da proteína e vários parâmetros opcionais. Estão disponíveis várias opções de otimização em relação às funções de pontuação incorporadas: otimização dos rotâmeros do grupo hidroxilo, otimização do corpo rígido, otimização da torção e redução do número de poses que são passadas para a função de pontuação seguinte.

• O HAMMERHEAD é adequado para o rastreio de grandes bases de dados de moléculas flexíveis através da ligação a uma proteína de estrutura conhecida.

Acopla com precisão uma variedade de ligandos flexíveis conhecidos e gasta, em média, apenas alguns segundos em cada composto durante um rastreio. [58]

1.3.3) Aplicações de Docking Molecular

Uma interação de ligação entre um ligando de uma pequena molécula e uma proteína enzimática pode resultar na ativação ou inibição da enzima. Se a proteína for um recetor, a ligação do ligando pode resultar em agonismo ou antagonismo. O docking é o método máximo geralmente utilizado no domínio da conceção de medicamentos. A maioria dos fármacos são moléculas orgânicas, e o docking pode ser aplicado para:

• Identificação de resultados - o docking combinado com uma função de pontuação pode ser utilizado para analisar rapidamente grandes bases de dados de potenciais fármacos in silico, a fim de identificar moléculas susceptíveis de se ligarem ao alvo proteico de interesse.

• Otimização de pistas - a docagem pode ser utilizada para prever onde e em que orientação relativa um ligando se liga a uma proteína (ou seja, modo ou pose de ligação). Este facto pode, por sua vez, ser utilizado para conceber análogos mais potentes e selectivos.

• Bioremediação - O acoplamento de ligandos proteicos também pode ser utilizado para prever poluentes que podem ser degradados por enzimas

Análise estrutural quantitativa:

A QSAR é o estudo da relação quantitativa entre a atividade biológica e as propriedades físico-químicas de uma série de moléculas com uma estrutura-mãe comum. Quantifica a relação entre a estrutura e os dados biológicos e é útil para otimizar o grupo que modula a potência de uma molécula. Considera-se que a atividade biológica é uma função das propriedades físico-químicas. Com este conceito, foram desenvolvidas relações estrutura-atividade em que um conjunto de propriedades físico-químicas de um grupo de congéneres explica as suas variações na resposta biológica. Isto resulta na descoberta, análise e interpretação das relações estrutura-atividade de uma forma mais sistemática e quantificável, o que levou à introdução da QSAR. A abordagem de QSAR mais utilizada continua a ser a abordagem de energia livre linear, extratermodinâmica ou de Hansch, em que a variação da atividade biológica é explicada em função de certas propriedades físico-químicas e estruturais das moléculas, que incluem características electrónicas, factores estéricos, efeitos hidrofóbicos e índices topológicos. Algumas abordagens importantes para os estudos QSAR são os métodos não paramétricos desenvolvidos por Free e Wilson ou por Fujita e Ban. A escolha do método depende de vários factores, como a qualidade dos dados biológicos, o número de compostos testados, o grau de variação dos resultados e a relação entre o tempo necessário para a síntese e os testes biológicos.

A abordagem mais utilizada é a abordagem de Hansch, em que a variação da atividade biológica (BA) é explicada pela variação de certas propriedades físico-químicas e estruturais das moléculas. Isto pode ser demonstrado pela eq (1),

$$BA = a + b\,\pi\ (\text{ou}\ \log P) + c\,\pi^2\ (\text{ou}\ \log P)\ 2 + d\,\sigma + eE, + gS\ (1)$$

Em que π ou $\log P$ é um parâmetro hidrofóbico, σ um parâmetro eletrónico, E, um fator estérico, e S um parâmetro estrutural que define a forma, o tamanho ou a topografia da molécula e B.A. é a atividade biológica. Esta equação mostra uma dependência não linear, ou seja, parabólica, da atividade em relação ao carácter hidrofóbico das moléculas. No entanto, em muitos casos, as relações entre a atividade e a lipofilicidade foram consideradas estritamente lineares e, embora o modelo parabólico seja extremamente útil para fins práticos, verificou-se uma inconsistência entre este e o modelo linear. Embora na maioria dos casos as partes ascendentes das relações não lineares fossem estritamente lineares, as partes ascendentes e descendentes de cada parábola eram ligeiramente curvas. Embora se saiba muito menos sobre a dependência das actividades biológicas em relação ao carácter lipofílico para além do ponto de lipofilicidade óptima ($\log P_o$ ou p_0), na maioria dos casos observa-se uma relação linear com um declive negativo para além desse ponto. Para ultrapassar estas inconsistências entre os modelos lineares e não lineares, foram propostos vários modelos diferentes, dos quais o modelo bilinear de Kubinyi foi considerado o mais útil, depois do modelo parabólico de Hansch, para descrever as relações não lineares.

$$BA = a \log P - b \log (\square P + 1) + c \dotfill (2)$$

$$BA = a\pi - b \log (10*\square + 1) + c \dotfill (3)$$

No entanto, para este modelo não linear, não é possível utilizar o método habitual dos mínimos quadrados; assim, todos os parâmetros de eliminação, a, b, c e P, são avaliados através de um procedimento iterativo.

No caso de uma ligação hidrofóbica, verifica-se um aumento linear da potência até se atingir um ponto de rutura (π_o ou log P_o), após o que o segundo termo da equação (2) ou (3) assume o controlo e se obtém uma nova relação linear com o declive (a - b). Se (a - b) for zero, pode assumir-se que no ponto π_o se atingiu o limite de uma bolsa hidrofóbica e que os grupos hidrofóbicos maiores devem, pelo menos em parte, estender-se para além da enzima no espaço aquoso. Assim, a partir deste modelo bilinear, é possível determinar facilmente a dimensão da bolsa hidrofóbica ou de uma enzima aumentando a dimensão dos substituintes que se ligam a esta região.[59]

ABORDAGENS 3D-QSAR

Os métodos 3D-QSAR podem ser classificados segundo vários critérios, alguns dos quais são apresentados no Quadro 2. CoMFA Em 1987, Cramer desenvolveu o predecessor das abordagens 3D, denominado DYnamic Lattice-Oriented Molecular Modeling System (DYLOMMS), que envolve a utilização de PCA para extrair vectores dos campos de interação molecular, que são depois correlacionados com actividades biológicas [30]. Pouco depois, modificou-a, combinando as duas técnicas existentes, GRID e PLS, para desenvolver uma poderosa metodologia QSAR 3D, a Análise Comparativa de Campos Moleculares (CoMFA) [31].

Atualmente, o CoMFA tornou-se um protótipo dos métodos 3D-QSAR [32]. Um procedimento CoMFA padrão, tal como implementado no software Sybyl [33] da Tripos Inc., segue as seguintes etapas sequenciais: - São determinadas as conformações bioactivas de cada molécula. - Todas as moléculas são sobrepostas ou alinhadas utilizando métodos manuais ou automatizados, de uma forma definida pelo suposto modo de interação com o recetor. - As moléculas sobrepostas são colocadas no centro de uma grelha de rede com um espaçamento de 2 Å. - O algoritmo compara, em três dimensões, os campos estéricos e electrostáticos calculados em torno das moléculas com diferentes grupos de sondas posicionados em todas as intersecções da grelha. - Os valores da energia ou do campo de interação são correlacionados com os dados da atividade biológica utilizando a técnica PLS, que identifica e extrai a influência quantitativa de características químicas específicas das moléculas na sua atividade biológica. - Os resultados são articulados como equações de correlação com o número de termos de variáveis latentes, cada um dos quais é uma combinação linear de descritores originais independentes da estrutura. - Para uma compreensão visual, os resultados do PLS são apresentados sob a forma de gráficos interactivos que consistem em gráficos de contorno coloridos dos coeficientes do campo correspondente

OBJECTIVOS DO QSAR

A maior parte dos métodos QSAR centra-se nos seguintes objectivos

• Correlacionar e recapitular quantitativamente as relações entre as tendências nas alterações da estrutura química e as respectivas alterações no parâmetro biológico para compreender quais as propriedades químicas que são mais provavelmente determinantes para as suas actividades biológicas

• Otimizar as pistas existentes de modo a melhorar as suas actividades biológicas

• Prever as actividades biológicas de compostos não testados e, por vezes, ainda não disponíveis

LÓGICA SUBJACENTE À MODELAÇÃO QSAR

O grau de fiabilidade da opção pela modelização QSAR depende do tipo ou natureza da propriedade a prever, da fase do projeto e da facilidade e custo relativos da síntese do composto e dos testes subsequentes. Mais frequentemente, os modelos QSAR fornecem previsões úteis, mas muitas vezes falham, apesar das boas estatísticas geradas a partir dos dados internos utilizados no treino. Independentemente de todos estes problemas, a QSAR torna-se uma alternativa útil pelas razões que se seguem:

• Os métodos de síntese convencionais são dispendiosos e demorados

• Os ensaios biológicos são também demasiado dispendiosos, exigindo frequentemente tempo, sacrifício de animais ou compostos nas suas formas puras

• Os fracassos de medicamentos devido a perfis ADMET deficientes em fases posteriores do desenvolvimento (ou mesmo após a comercialização) são extremamente dispendiosos e dolorosos

• Está disponível um grande número de compostos devido à química combinatória e às abordagens HTS, mas são necessárias estimativas para estabelecer prioridades na síntese e no rastreio

EVOLUÇÃO DO QSAR

Os métodos QSAR tiveram origem no século XIX. A ordem cronológica pela qual estes métodos (QSAR 1D e 2D) evoluíram ao longo do tempo é apresentada no Quadro 1. CLASSIFICAÇÃO DAS METODOLOGIAS QSAR COM BASE NA DIMENSÃO - Na maioria das vezes, os métodos QSAR são classificados nas seguintes classes, com base na representação estrutural ou na forma como os valores dos descritores são derivados: 1D-QSAR correlacionando a atividade com propriedades moleculares globais como pKa, log P, etc. 2D-QSAR que correlaciona a atividade com padrões estruturais como índices de conetividade, 2D-farmacóforos, etc., sem ter em conta a representação 3D destas propriedades 3D-QSAR que correlaciona a atividade com campos de interação não covalente que rodeiam as moléculas 4D-QSAR que inclui adicionalmente um conjunto de configurações de ligandos em 3D-QSAR 5D-QSAR que representa explicitamente diferentes modelos de ajuste induzido em 4D-QSAR 6D-QSAR que incorpora adicionalmente diferentes modelos de solvatação em 5D-QSAR[60]

1) Descritores

Os seguintes descritores são utilizados na análise Hansch e estão resumidos no **Quadro 1.**

Tabela 1: Parâmetros relacionados com a energia livre linear.[59]

Parâmetro	Nome	Descrição
P	coeficiente de partição	Log P considerado como uma medida da hidrofobicidade da molécula; para medir P, um sistema octanol-água é preferível.
□	constante hidrofóbica	□ = logPx - log PH em que Px é o coeficiente de partição do composto substituído e PH o do composto de referência não substituído.
RM	constante hidrofóbica da cromatografia	log P está linearmente relacionado com RM como log P = RM + constante
k'	constante hidrofóbica de cromatografia líquida de alta pressão (HPLC)	Log P está linearmente relacionadog com log k' como log P = log k'+ constante.
σ(σm, σp)	Constante de Hammett	definido apenas para meta e para substituintes para representar o carácter eletrónico; o valor positivo de σ denota o carácter de retirada de electrões e o valor negativo de σ denota carácter doador de electrões; o parâmetro pode representar efeitos de ionização, ligações de hidrogénio e interacções carga-carga ou carga-dipolo de compostos com o recetor.
σ0	constante de Hammett aparente para substituintes orto	não-retaliáveis e raramente utilizados; hidrogénio a ligação ao solvente diminui □so covariância pode ocorrer.
σ+, σ -	Constantes de Hammett	utilizados, respetivamente, quando os substituintes doam electrões a um sítio positivo ou os retiram de um sítio negativo por interação direta de ressonância.
σ*	constante de Taft	Medida do efeito eletrónico produzido pelo substituinte alifático.
σ1	constante indutiva	Relacionado com σ* como σ1 = 6,43 σ*.
$\mathscr{R}$, $\mathscr{F}$	constantes de ressonância e de campo	σ envolve o efeito de ressonância $\mathscr{R}$ e o efeito de campo (indutivo) $\mathscr{F}$ de um substituinte, ou seja, σ = a$\mathscr{R}$ + b$\mathscr{F}$, em que a e b são constantes que dependem de o tipo de σ (σm, σp); $\mathscr{R}$ e $\mathscr{F}$ são mais indicativos da ressonância intrínseca e dos efeitos de campo de um substituinte; sinal de $\mathscr{R}$ e $\mathscr{F}$ indicaria o sinal da carga que os substituintes no anel.

pKa	constante de ionização	pK, = -log K, sendo K a constante de ionização de um ácido.
Q(Qσ, Q*)	carga de um átomo	A carga positiva indica a interação do átomo com um centro negativo do recetor; a carga negativa indica a interação do átomo com um centro positivo do recetor; Qσ representa a carga σ e Q* a carga □, calculada por mecânica quântica métodos.
frE frN	densidades das orbitais de fronteira electrofílicas e nucleofílicas	parâmetros de mecânica quântica utilizados para discutir as reacções electrofílicas e nucleofílicas num determinado centro da molécula.
SrE SrN	electrofílicos e nucleofílicos lic super delocalizabilities	incorporam o conceito de capacidades de transferência de carga juntamente com uma carga orbital num átomo particular.
EHOMO	energia da maior ocupação orbital molecular	parâmetro da mecânica quântica que corresponde à energia do potencial de ionização da molécula.
ELEM	energia do menor orbital molecular vazio	parâmetro da mecânica quântica que corresponde à afinidade eletrónica da molécula.
Es	Constante estérica de Taft	relacionado com a hidrólise catalisada por ácido de acetatos α-substituídos (XCH2COOR) e representa o efeito estérico que afecta o impedimento intramolecular e intermolecular do reação ou ligação.
RM	refratividade molar	MR = [(n2 - 1)/(n2 + 2)]MW/d, em que n é o índice de refração da linha D de sódio, MW é o peso molecular, e d é a densidade do composto; MR pode ser usado como um parâmetro estérico na ausência de Es; mede também o efeito eletrónico e pode refletir a interação dipolo-dipolo no sítio ativo.
VM	volume molar	MV, Vw, r,R,L e B, MW, etc., também foram utilizados como parâmetros estéricos.
vw r R L B X	volume de van der Waals, raio de van der Waals distância interatómica parâmetro de comprimento parâmetro de largura índice de conetividade molecular	parâmetro topológico definido para ter em conta os efeitos dos tipos de átomos, tipo de ligação, ambiente de adjacência, padrão de ramificação, insaturação e conteúdo de heteroátomo em um molécula na sua reatividade ou atividade.

A constante hidrofóbica ☐ está relacionada com a diferença entre o logaritmo do coeficiente de partição de uma molécula não substituída e o de uma molécula com determinados substituintes. Mede o carácter polar/não polar de um substituinte. A MR é uma medida do tamanho e da polarizabilidade dos substituintes e é derivada da equação de Lorentz-Lorenz e é uma função do índice de refração, da densidade e do peso molecular. A constante de Hammett é uma medida das propriedades de doador ou retirador de electrões dos substituintes e foi originalmente obtida a partir das diferenças entre o logaritmo das constantes de ionização do ácido benzoico e dos ácidos benzóicos substituídos. Uma abordagem alternativa é o método de Wilson livre, em que são utilizadas variáveis indicadoras para mostrar onde um determinado grupo químico está presente (1) ou ausente (0) numa determinada posição de uma estrutura química.[61]

Uma tendência atual é a utilização de descritores baseados em propriedades moleculares importantes, tais como hidrofóbicos (por exemplo, anel aromático), dadores de ligações de hidrogénio (por exemplo, aminas), aceitadores de ligações de hidrogénio (por exemplo, carbonilo), cargas positivas ($NH4^+$) e cargas negativas (por exemplo, $PO3^-$).Outra classe importante de descritores, os descritores da área de superfície de vander waals (VSA), são obtidos através da soma das contribuições da área de superfície de vander waals dos átomos que exibem uma determinada propriedade (escolhida entre propriedades estéricas, electrostáticas e lipofílicas) dentro de um determinado intervalo de propriedades binárias.[62]

Os descritores topológicos são as classes importantes de descritores de moléculas inteiras. Estes envolvem o tratamento de moléculas como objectos topológicos em que os átomos se tornam os vértices e as ligações as arestas de um gráfico molecular. É possível caraterizar os grafos moleculares utilizando uma série de índices. Os mais conhecidos são os índices de Randic e os índices electrotopológicos de Kier e Hall.[63-65]

Essencialmente, estes índices descrevem as moléculas em termos de caminhos ligados através do gráfico molecular suprimido por hidrogénio. Por exemplo, os índices de Randic de ordem zero e primeira são:

$$^{0}X = \sum_{i=1}^{n} \delta_i^{-\frac{1}{2}}$$

$$^{1}X = \sum_{s=1}^{Ne} (\delta_i \, \delta_j)^{-\frac{1}{2}}$$

A valência suprimida de hidrogénio do vértice (átomo) i, néo número de vértices (átomos) e Ne o número de arestas (ligações). Os índices de ordem superior são calculados a partir de trajectórias progressivamente mais longas na molécula. Os índices de estado E de Kier e Hall alargaram esta ideia para incluir os efeitos das ordens de ligação e da eletronegatividade dos átomos, bem como a influência de átomos mais distantes numa molécula (o "campo"). [66]

Os índices de estado electro topológico são calculados para cada átomo de uma molécula, o que dá informações sobre o ambiente topológico desse átomo e as interacções electrónicas devidas a todos os outros átomos da molécula. Cada átomo no gráfico molecular é representado por uma variável de estado E, que codifica o estado eletrónico intrínseco do átomo, influenciado pela influência eletrónica de todos os outros átomos da molécula. O estado E depende da estrutura da estrutura pormenorizada da molécula. O índice de estado eletrónico (Si) de um átomo é a medida da disponibilidade de pares de electrões Π e solitários no átomo. Um átomo mais eletronegativo tem um conteúdo mais rico de electrões Π e, portanto, representa um valor mais elevado do estado E.

Si = Ii + ΔIi Em que,

Ii = perturbação no átomo I, resultante da presença de todos os outros átomos ΔIi = função da diferença entre os átomos intrínsecos (Ii-Ij)

A perturbação é diminuída ao longo da distância; a dependência funcional da diminuição é considerada como sendo o quadrado do número de átomos no caminho mais curto entre os átomos i e j (r)$_{ij}$

Ii = [(2 / N)^2 δ^v + 1] / δ ΔIi = $\square$ (Ii - Ij) / rij ^{2}

N = número quântico principal

δ^v / δ = valores delta de conetividade molecular

O valor delta (δ) pode ser calculado por **σ-h**, ou seja, número de ligações no esqueleto σ = número de electrões na orbital sigma
h = número de hidrogénios ligados ao átomo[67]

2) Seleção de descritores

Para construir um bom modelo QSAR, é necessário um conjunto mínimo de descritores ricos em informação. O grande número de índices possíveis cria vários problemas para o modelador:[68]

i. Muitos descritores não contêm informações moleculares relevantes para o problema.

ii. Muitos descritores são linearmente dependentes (contêm essencialmente a mesma informação)

iii.A utilização de descritores de má qualidade em QSAR dá origem a modelos de má qualidade e enganadores. A inclusão de demasiados descritores no modelo, mesmo que contenham informações relevantes, pode resultar num ajuste excessivo do modelo e na perda da capacidade de generalização do modelo a moléculas não vistas.

iv.Muitos métodos de seleção deste grande conjunto de descritores potenciais para encontrar os relevantes podem conduzir a correlações fortuitas (correlações que surgem por acaso porque foram experimentados muitos descritores em modelos). Por outras palavras, se um grande número de números aleatórios for gerado como descritores potenciais (que claramente não contêm qualquer informação molecular útil) e vários subconjuntos destes forem utilizados para construir modelos, podem surgir modelos aparentemente significativos por acaso.

3) Validação e testes

É importante prever se um modelo se ajustou excessivamente aos dados, se uma rede neural foi treinada excessivamente ou se existem correlações fortuitas. Foram desenvolvidos vários métodos para estimar a validade ou a previsibilidade do modelo de propriedades da estrutura derivada. O método mais comum é a validação cruzada "leave-one-out".[69]

Isto envolve a omissão de cada molécula do conjunto de treino, criando depois um modelo utilizando o restante conjunto de treino. A propriedade da molécula omitida é prevista utilizando o modelo derivado de todas as outras moléculas. Este método não é um teste muito rigoroso da previsibilidade do modelo e sofre de duas outras deficiências importantes: o tempo para efetuar a validação cruzada aumenta com o quadrado do tamanho do conjunto de treino; o método produz n modelos finais (cada um correspondendo a uma das moléculas do conjunto de treino que foi omitida) e não é claro qual é o "melhor" modelo. Um método melhor é remover uma percentagem do conjunto de treino para um conjunto de teste.[70]

Noutro método, o modelo estrutura-propriedade é derivado utilizando o conjunto de treino reduzido, e as propriedades do conjunto de teste são previstas utilizando este modelo. Trata-se de um teste mais rigoroso da qualidade do modelo estrutura-propriedade, mas, mais uma vez, padece de problemas: nem todos os dados disponíveis podem ser utilizados para criar o modelo, uma vez que alguns devem ser retidos para o conjunto de teste; não é claro qual a melhor forma de selecionar o conjunto de teste a partir do conjunto de treino, por exemplo, aleatoriamente ou utilizando a análise de agrupamentos.

4) Estratégias para a validação de modelos QSAR

• Adequação

A validade de um modelo QSAR depende, em parte, da sua qualidade de ajuste, robustez e previsibilidade. A qualidade do ajuste pode ser determinada por R ,

R^{22}_A. R^2 é a fração de variação na variável dependente e na variável independente. O valor de R^2 deve ser $\square$ 0,7. R^2_A é o valor ajustado ao quadrado de r, também chamado de variância explicada (EV). Pode ser calculado como [71]

$R^2 A = r^2 (1-1/F)$

• Validação da opção "deixar um de fora" (LOO)

A validação cruzada (CV) é a técnica mais comummente utilizada para a validação interna. É uma técnica estatística em que diferentes proporções de compostos são iterativamente retiradas, uma a uma, do conjunto de treino utilizado para o desenvolvimento do modelo (uma etapa de seleção de parâmetros óptimos) e "previstas" como novas pelo modelo desenvolvido. Embora o LOO-CV seja a única técnica utilizada para fornecer a informação (muito relevante principalmente em pequenos conjuntos de dados), utilizando assim os dados de forma mais económica, sobrestima frequentemente a verdadeira capacidade de previsão do modelo.

Para validar um modelo QSAR, a maioria dos investigadores aplica o método leave-one-out (LOO) ou o método leave-some-out (LSO). O resultado deste procedimento é um coeficiente de correlação com validação cruzada (Q^2). Um Q^2 elevado ($\geq$ 0,6) é uma prova do elevado poder de previsão dos modelos QSAR. Assim, apenas os modelos de melhor qualidade são retidos na população submetida ao procedimento de avaliação (validação).

• Validação da opção "deixar muitos de fora" (LMO)

A validação interna pode ser efectuada através do procedimento "leave many out" (LMO), em que mais do que um composto necessário de cada vez é deixado de fora para a validação (grupos de CV) e pode ser repetida muitas mais vezes devido à possibilidade de uma maior combinação ao deixar muitos compostos de fora do conjunto de treino. Se um modelo QSAR tiver uma média elevada de Q^2 na validação LMO, podemos concluir razoavelmente que o modelo obtido é robusto.

• Bootstrapping

A reamostragem bootstrap é outra abordagem à validação interna. A premissa básica da reamostragem bootstrap é que o conjunto de dados deve ser representativo da população de onde foi retirado. Uma vez que existe apenas um conjunto de dados, a amostra deve ser selecionada aleatoriamente. Numa validação bootstrap típica, são gerados K grupos de dimensão n através de uma seleção aleatória repetida de n objectos do conjunto de dados original. A seleção deve ser feita na mesma amostra aleatória repetida várias vezes, enquanto outros objectos nunca serão seleccionados. O modelo obtido nos n objectos seleccionados aleatoriamente é utilizado para prever as propriedades alvo da amostra excluída. Tal como na validação LMO, um Q médio elevado^2 na validação bootstrap é uma demonstração da robustez do modelo.

• Y-randomização/teste de baralhamento

Esta técnica garante a robustez de um modelo QSAR. A fiabilidade e a robustez dos modelos propostos também são verificadas por y- scrambling: são calculados novos modelos para uma resposta registada aleatoriamente (valor médio de R^2 em 10 iterações). Espera-se que os novos modelos QSAR (após várias repetições) tenham valores baixos de R^2 e Q^2_{LOO} . Quando verificados através do procedimento de baralhamento y, os nossos modelos QSAR sugeridos verificam esta condição. (Valor médio de R^2 codificado: 0,02)[72]

Neste teste, o vetor das variáveis dependentes é baralhado aleatoriamente e é desenvolvido um novo modelo QSAR utilizando a matriz original das variáveis independentes. O processo é repetido várias vezes. Espera-se que os modelos QSAR resultantes tenham geralmente valores baixos de R^2 e valores baixos de LOO Q^2 . É provável que, por vezes, se obtenham valores elevados de Q^2 devido a uma correlação variável ou a uma redundância estrutural do conjunto de treino. Se todos os modelos QSAR obtidos no teste de aleatorização Y tiverem valores relativamente elevados de R^2 e Q^2_{LOO} , isso implica que não é possível obter um modelo QSPR aceitável para o conjunto de dados em causa através do método de modelização atual. [73, 74]

• **Validação externa**

A validação externa é também utilizada para avaliar a previsibilidade dos modelos no conjunto de treino. Para dispor de compostos para validação externa, os conjuntos de compostos disponíveis podem ser divididos em conjuntos de treino e de teste. Em situações normais, pode ser difícil encontrar novos compostos testados experimentalmente. Por conseguinte, recorre-se à divisão do conjunto de dados disponível num conjunto de treino, utilizado para estabelecer o modelo QSAR, e num conjunto de teste, para validação externa. O objetivo desta etapa é assegurar que os conjuntos de treino e de teste abrangem separadamente todo o espaço descritor ocupado por todo o conjunto de dados e que os domínios compostos nos dois conjuntos não são demasiado diferentes. Um spilitting ideal, portanto, leva a um conjunto de teste tal que cada um dos seus membros está próximo de pelo menos

um ponto do conjunto de treino. O desenvolvimento de abordagens racionais para a seleção de conjuntos de treino e de teste é uma área de investigação ativa. As abordagens para a criação de conjuntos de treino e de teste vão desde a seleção aleatória simples.[75]

• **Domínio de aplicabilidade:**

O domínio de aplicabilidade é um dos métodos de validação do modelo. O domínio de aplicabilidade de um QSAR é um espaço físico-químico, estrutural ou biológico, um conhecimento ou uma informação sobre o qual o conjunto de treino do modelo foi desenvolvido e para o qual é aplicável para fazer previsões dentro desse domínio por interpolação e não por extrapolação.

O espaço químico ocupado por um conjunto de dados de treino é a base para estimar onde ocorrerá uma previsão fiável. São analisadas e comparadas quatro abordagens principais para estimar as regiões de interpolação num espaço multivariado: Intervalos, métodos baseados na distância, métodos geométricos e método de distribuição da densidade de probabilidade.

- Intervalos: intervalos de descritores, intervalos de componentes principais

- Métodos geométricos: cálculos de casco convexo

- Método baseado na distância: Euclidiana, mahalanobis e de quarteirão
  Distância de Hotelling t_2 & leverage.

- Método da densidade de probabilidade: métodos paramétricos e não
  paramétricos

Não é possível escolher o método correto tendo em conta apenas a distribuição dos dados. A dimensionalidade do modelo deve ser considerada porque o número de pontos de dados nos conjuntos de treino pode ser insuficiente para a aplicação de uma determinada abordagem. A escolha de um determinado método baseia-se no facto de a distribuição dos dados dever satisfazer o pressuposto do método em causa. Se o conjunto de dados de treino estiver uniformemente distribuído, será preferível a abordagem por intervalos. Se a normalidade for confirmada, o domínio de aplicabilidade pode ser estimado por um dos métodos das distâncias. Se o teste de normalidade falhar, deve ser considerada a avaliação do domínio de aplicabilidade com base noutros métodos de distribuição de probabilidade paramétricos ou não paramétricos. Para descrever o domínio mais corretamente, é necessário o conjunto de treino completo que inclui tanto as estruturas como o conjunto de descritores.[76]

Alavancagem da matriz HAT:

Na alavancagem, os "valores de alavancagem" referem-se aos elementos diagonais da Matriz HAT.

H= (X (X'X)$^{-1}$ X'

Um dado elemento da diagonal (h [ii]) representa a distância entre o valor X para a i-ésima observação e a média de todos os valores X. Estes valores indicam se os valores X podem ser anómalos. Valores de alavancagem elevados não indicam que se trata de um outlier. Se os pontos de elevado efeito de alavanca tiverem resíduos pequenos, são designados por "bons pontos de elevado efeito de alavanca" ou "bons pontos de influência". Se os pontos de elevado efeito de alavanca tiverem resíduos elevados, são designados por "pontos de elevado efeito de alavanca maus" ou "pontos de influência maus.[77]

• **Anómalos**

Os valores anómalos na equação gerada foram eliminados para melhorar a qualidade do modelo. As principais causas destes valores anómalos excepcionais são apresentadas a seguir:

• Deficiências do modelo matemático.

• Deficiência na seleção dos parâmetros.

• Erro experimental.

• Modo diferente de ligação ao recetor do ligando.

Os valores anómalos foram identificados através do procedimento jackknife leave-one-out com validação cruzada, do gráfico de William (gráfico entre os resíduos jackknifed e a alavancagem da matriz HAT) e da estimativa do domínio de aplicabilidade. Mas, até agora, é geralmente impossível explicar o comportamento anómalo dos valores atípicos sem mais trabalho experimental.[78]

A abordagem do efeito de alavanca sugere que um novo produto químico se situará no domínio do modelo estrutural ou fora desse domínio. O efeito de alavanca é utilizado como uma medida quantitativa do domínio de aplicabilidade do modelo. Os produtos químicos próximos do centroide têm menos influência na construção do modelo do que os pontos extremos.

Alavancagem crítica: $3(p + 1) / n$

Aqui,

p = número de parâmetros, n = número de compostos

Para determinar a AD de um modelo QSAR, pode ser utilizado o gráfico dos resíduos de validação cruzada em relação aos valores de alavancagem (diagonal

HAT), ou seja, o gráfico de William.

No gráfico de Williams, é possível identificar esses compostos como outliers. Estes compostos são anómalos apenas no espaço de resposta Y, uma vez que se encontram dentro do domínio de aplicabilidade do descritor X do modelo.

Onde a linha vertical é h* = 3(p +1) / n, o valor de aviso para o espaço descritor X e a linha horizontal é □2□, que era o valor de corte para œspaço Y.

• **RMSE** (Root Mean Squared Error)

O domínio de aplicabilidade é uma indicação da aplicação correcta de um modelo e da incerteza reduzida de uma previsão. Esta incerteza pode ser expressa como a raiz do erro quadrático médio (RMSE), intervalos de confiança. Há muitos compostos com pequenos erros que estão fora da cobertura do conjunto de treino e com grandes erros dentro do domínio.[79]

O RMSE é a raiz quadrada média e a medida para definir a exatidão n o domínio e fora do domínio do QSAR proposto que resume o erro global do modelo. É calculado como a raiz quadrada da soma dos erros quadrados na previsão dividida pelo seu número total.

• **S-Press**:

Todas as diferenças quadráticas entre as respostas reais e as respostas previstas dos compostos no conjunto de treino são expressas na soma de quadrados residuais preditivos (PRESS). A incerteza do modelo é expressa pelos erros residuais.**80**

5)   Limitação de QSAR:

As limitações da QSAR são as seguintes:

i. O efeito do substituinte na hidrofobicidade é caracterizado pelo log P com base num sistema octanol-água; assim, mesmo uma correlação muito significativa não pode representar um verdadeiro modelo de interação hidrofóbica entre uma molécula de fármaco e o recetor. O valor de log P também depende dos caracteres electrónicos e das propriedades de ligação de hidrogénio do substituinte [74,81] Assim, se se obtiver uma correlação apenas com log P, não se pode concluir que existe apenas uma interação hidrofóbica entre o fármaco e o recetor e que não ocorre qualquer interação eletrónica ou ligação de hidrogénio. Outro fator que pode influenciar os valores de log P é o efeito estérico que pode impedir o acesso da água a um grupo hidrofílico.[83] Pode, no entanto, optar-se por calcular o log P e fazer uma análise QSAR, mas apesar do trabalho de muitos investigadores, o cálculo do log P continua a ser caracterizado por um grande conjunto de regras empíricas, termos de interação e ajustamentos especiais.[84-85] O valor determinado para um sistema não pode ser utilizado universalmente para todos os sistemas.

ii. Os parâmetros electrónicos constituem um problema grave. De facto, os pormenores da química das interacções fármaco-recetor não são geralmente conhecidos; por conseguinte, o tipo de parâmetro necessário para modelar esta interação não está corretamente definido. As constantes de Hammett não reflectem a parte da molécula do fármaco que estaria realmente envolvida na interação com o recetor. Os cálculos de mecânica quântica fornecem alguma ajuda neste sentido, mas são demorados e dispendiosos.

iii. As interacções estéricas são extremamente difíceis de extrapolar de sistema para sistema. No caso dos fármacos, normalmente nem sequer se tem a certeza do átomo a partir do qual se devem basear os efeitos estéricos. A utilização de parâmetros estéricos não dá qualquer ideia do modo como os efeitos estéricos afectariam a interação fármaco-recetor. Mesmo um estudo QSAR bem sucedido fornecerá apenas informações indirectas sobre os aspectos tridimensionais da interação fármaco-biomolécula. Tanto os fármacos como as biomoléculas são objectos tridimensionais cujas características químicas estão relacionadas com a sua forma tridimensional. A interação entre eles envolve uma complementaridade ou ajuste entre os dois objectos. Embora estas considerações tridimensionais possam estar implícitas na utilização de E **e** na factorização de x e MR por posição, não foram concebidos termos explícitos para descrever especificamente a variação da conformação, a flexibilidade conformacional ou os aspectos tridimensionais dos análogos. No que se refere ao mapeamento dos receptores, a maioria dos estudos QSAR foi efectuada com base no pressuposto de que os receptores de medicamentos são moléculas relativamente rígidas.[86-87] Há muitas características estruturais que afectam a atividade, mas que não podem ser parametrizadas pelas variáveis habituais. A estas variáveis indicadoras são atribuídos arbitrariamente dois valores: um para indicar a presença da caraterística estrutural específica e o outro para indicar a sua ausência. Se toda a série de congéneres for dividida em dois conjuntos, um com e outro sem a caraterística estrutural específica, obter-se-ão duas equações quase paralelas, com uma diferença apenas nos seus interceptos. Uma variável indicadora pode, assim, ser vista simplesmente como uma constante que ajusta duas equações paralelas numa só. Se dois conjuntos estiverem muito afastados no espaço de dados descrito pelos parâmetros habituais, constrói-se uma grande quantidade de variância com a variável indicadora, o que conduz a um coeficiente de correlação (r) muito mais elevado.[88] Apesar do melhor r, a nova correlação pode ser mais fraca e, por isso, pode induzir-se em erro se não estiverem disponíveis outros parâmetros estatísticos.

iv. Outro problema grave na análise QSAR é o problema da colinearidade,[85] por exemplo; π e MR revelam-se, na maioria das vezes, tão colineares que se torna impossível dizer se um ou ambos estão envolvidos na SAR. O QSAR dependente de MR in vitro pode desaparecer no QSAR in vivo e, no caso da inibição enzimática, um QSAR de dados in vitro pode levar a uma interpretação completamente falsa da interação in vivo.[89]

Acima de tudo, um estudo QSAR pode ser incorretamente interpretado se a propriedade biológica de interesse não for corretamente medida. Uma resposta biológica medida pode ser um resultado complexo de vários processos, e um modelo in vitro de interação fármaco-recetor nem sempre representa o verdadeiro modelo in vivo.

REFERÊNCIAS

1. Giersiefen H., Hilgenfeld R., Hillisch H.; Modern Methods of Drug Discovery, Instituto de Biotecnologia Molecular, Beutenbergster, Alemanha, **2003**, 1, 109-155.

2. Prakash N., Devangi P.; Drug Discovery, OPEN ACCESS Disponível gratuitamente em linha doi:10.4172S/jaa.1000025 JAA/2(4).

3. wikimedia.org/wiki/File:Drug_discovery_cycle.svg

4. Anson D., Ma J., He J.Q.; Genetic Engineering & Biotechnology News. TechNote Mary Ann Liebert. **2009,** 29 (9), 34-35.

5. Takenaka T.; Classical vs. reverse pharmacology in drug discovery, BJU International, **2001**, 88(2), 7-10.

6. Lee J.A., Uhlik M.T., Moxham C.M., Tomandl D., Sall D.J.; Modern phenotypic drug discovery is a viable, neoclassic pharma strategy, Journal of Medicinal Chemistry, **2012, 55** (10), 4527-38.

7. Swinney D. C., Anthony J. How were new medicines discovered? Nature Reviews. Drug Discovery, **2011, 10** (7), 507-19.

8. Rask-Andersen M., Almén M.S, Schiöth H.B.; Trends in the exploitation of novel drug targets. Nature Reviews. Drug Discovery, **2011**, 10 (8), 579-90.

9. Dahlin J.L., Walters M.A.; the essential roles of chemistry in high-throughput screening triage Future Medicinal Chemistr, **2011**, 6(11), 1265-90.

10. Baell J. B., Holloway G. A.; New substructure filters for removal of pan assay interference compounds (PAINS) from screening libraries and for their exclusion in bioassays, Journal of Medicinal Chemistry, **2010**, 53 (7), 2719-40.

11. Hopkins A.L., Groom C.R., Alex A.; Ligand efficiency: a useful metric for lead selection. Drug Discovery Today, **2004**, 9 (10), 430-1.

12. Ryckmans T., Edwards M.P., Horne V.A., Correia A.M., Owen D.R.,

Thompson L.R., Tran I., Tutt M.F., Young T.; Avaliação rápida de uma nova série de agonistas selectivos do CB(2) utilizando protocolos de síntese paralela: Uma análise da Eficiência Lipofílica (LipE)". Bioorganic & Medicinal Chemistry Letter, **2009**, 19(15), 4406-9.

13. Leeson P.D., Springthorpe B.; The influence of drug-like concepts on decision- making in medicinal chemistry, Nature Reviews. Drug Discovery, **2007**, 6 (11), 881-90.

14. Rester U. From virtuality to reality - Virtual screening in lead discovery and lead optimization: a medicinal chemistry perspective. Current Opinion in Drug Discovery & Development. **2008**, 11 (4), 559-68.

15. Rollinger J.M., Stuppner H., Langer T.; Virtual screening for the discovery of bioactive natural products. Progress in Drug Research. Progress in Drug Research. **2008**, 65(211), 211, 213-49.

16. Barcellos G. B., Pauli I., Caceres R. A., Timmers L. F., Dias R., de Azevedo W. F.; Molecular modeling as a tool for drug discovery, Current Drug Targets, **2008**, 9 (12), 1084-91.

17. Borhani D.W., Shaw D.E; O futuro das simulações de dinâmica molecular na descoberta de medicamentos Journal of Computer-Aided Molecular Design. **2012**, 26 (1), 15-26.

18. Ciemny M., Kurcinski M., Kamel K., Kolinski A., Alam N., Schueler-Furman O., Kmiecik S.; Docagem proteína-peptídeo: oportunidades e desafios. Descoberta de medicamentos hoje, **2018**, (05), 006

19. Erlanson D.A., McDowell R.S., O'Brien T.; Fragment-based drug discovery, Journal of Medicinal Chemistry. **2004**, 47 (14), 3463-82.

20. Tang Y., Zhu W., Chen K., Jiang H.; New technologies in computer-aided drug design: Toward target identification and new chemical entity discovery Drug Discovery Today: Tecnologias, **2006**, 3(3), 30.

21. Elhassa G.O. Alfarouk K.O, Desenvolvimento de Medicamentos: Fases do desenvolvimento de medicamentos, J Pharmacovigilance **2015**, 3:3.

22. Madsen U, Krogsgaard-Larsen P, Liljefors T.; Textbook of Drug Design and Discovery. Washington, DC: Taylor & Francis. **2002**.

23. Perez-Sanchez G., Fassihi M.; The Role of Different Sampling Methods in Improving Biological Activity Prediction Using Deep Belief Network, Journal of Computational Chemistry, **2016**, (10),1-8.

24. Reynolds C.H., Merz K.M., Ringe D.; Drug Design: Structure- and Ligand-Based Approaches (1 Ed.). Cambridge, Reino Unido: Cambridge University Press. **2010**.

25. Ciemny M., Kurcinski M., Kamel K., Kolinski A., Alam N., Schueler-Furman O., Kmiecik S.; Peptide therapeutics: current status and future directions". Drug Discovery Today, **2018** (1), 122-128.

26. Docking proteína-peptídeo: oportunidades e desafios, Drug Discovery Today **2018**, 05-04.

27. Shirai H., Prades C., Vita R., Marcatili P., Popovic B., Xu J., Overington J.P., Hirayama K., Soga S, Tsunoyama K., Clark D., Lefranc M. P., Ikeda K. Antibody informatics for drug discovery, Biochimica et Biophysica Ata, , **2014** 11, 2002-2015.

28. Tollenaere J.P.; The role of structure-based ligand design and molecular modelling in drug discovery, Pharmacy World & Science. **1996**, 18 (2), 56-62.

29. Waring M. J., Arrowsmith J., Leach A. R., Leeson P. D., Mandrell S., Owen R. M., Pairaudeau G., Pennie W. D., Pickett S .D., Wang J., Wallace O., Weir A.; Uma análise do atrito de candidatos a medicamentos de quatro grandes empresas farmacêuticas". Nature Reviews Drug Discovery, **2015**, 14, 475-86.

30. Yu H., Adedoyin A.; ADME-Tox in drug discovery: integration of experimental and computational technologies, Drug Discovery Today, **2010**, 8(18), 852-61.

31. Lewis R. A. Gramatica P., Livingstone D. J., Davis A. M.; Capítulo 4; O Desenvolvimento de Programas de Modelação Molecular: A utilização e as

limitações dos modelos físicos, In. Drug Design Strategies: Quantitative Approaches, Royal Society of Chemistry, **2011**, 88-107.

32. Pérez-Sánchez G., Pérez-Garrido M.; Algoritmos de rede neural e de aprendizagem profunda utilizados em estudos QSAR: méritos e desvantagens. Drug Discovery Today, **2018**, 23(10), 1784-1790.

33. Perez-Sánchez G.; Fassihi M.; Rede neural profunda em estudos QSAR usando rede de crenças profundas, Applied Soft Computing, **2018**, 251-259.

34. Rajamani R., Good A.C.; Ranking poses in structure-based lead discovery and optimization: current trends in scoring function development. Current Opinion in Drug Discovery & Development. **2007**, 10(3), 308-15.

35. De Azevedo W.F, Dias R. Computational methods for calculation of ligand-binding affinity. Current Drug Targets. **2011**, 9(12), 1031-9.

36. Singh J., Chuaqui C. E., Boriack-Sjodin P.A., Lee W. C., Pontz T., Corbley M. J., Cheung H. K., Arduini R. M., Mead J. N., Newman M. N., Papadatos J. L., Bowes S., Josiah S., Ling L.E.; Triagem virtual baseada em forma bem-sucedida: a descoberta de um inibidor potente da quinase do recetor TGF beta tipo I (TbetaRI), Bioorganic & Medicinal Chemistry Letters, **2011**, 13 (24), 4355-9.

37. Becker O. M., Dhanoa D.S., Marantz Y., Chen D., Shacham S., Cheruku S., Heifetz Mohanty P., Fichman M., Sharadendu A,, Nudelman R,, Kauffman M., Noiman S.; Uma descoberta integrada in silico 3D orientada por modelos de um novo, potente e seletivo agonista amidossulfonamida 5-HT1A (PRX-00023) para o tratamento da ansiedade e da depressão". Journal of Medicinal Chemistry, **2006**, 49 (11), 3116-35.

38. Liang S., Meroueh S.O., Wang G., Qiu C., Zhou Y., Proteins, **2009**, 75 (2), 397- 403.

39. Oda A., Tsuchida K., Takakura T., Yamaotsu N., Hirono S.; Comparação de estratégias de pontuação consensuais para avaliação de modelos computacionais de complexos proteína-ligando. Journal of Chemical Information and Modeling. **2006**, 46 (1), 380-91.

40. Deng Z., Chuaqui C, Singh J.; Structural interaction fingerprint (Sift): a novel method for analyzing three-dimensional protein-ligand binding interactions. Journal of Medicinal Chemistry. **2004**, 47 (2), 337-44.

41. Amari S., Aizawa M., Zhang J., Fukuzawa K., Mochizuki Y., Iwasawa Y., Nakata K., Chuman H., Nakano T. VISCANA; visualized cluster analysis of protein-ligand interaction based on the ab initio fragment molecular orbital method for virtual ligand screening". Journal of Chemical Information and Modeling, **2006**, 46 (1), 221-30.

42. Guner O.F. Pharmacophore Perception, Development, and use in Drug Design. La Jolla, Califórnia: International University Line, **2000**.

43. Tropsha A. Reynolds C.H., Merz K.M., Ringe D.; Drug Design: Structure- and Ligand-Based Approaches (1 Ed.). Cambridge, Reino Unido: Cambridge University Press, **2011**, 151-164.

44. Leach, Andrew R., Jhoti H.; Structure-based Drug Discovery. Berlim: Springer, **2007**.

45. Mauser H., Guba W.; Recent developments in de novo design and scaffold hopping". Current Opinion in Drug Discovery & Development, **2008**, 11 (3), 365-74.

46. Guner O.F. Pharmacophore Perception, Development, and use in Drug Design. La Jolla, Califórnia: International University Line, **2000**.

47. Tropsha A., Reynolds CH, Merz K.M., Ringe D; QSAR in Drug Discovery. Drug Design: Structure- and Ligand-Based Approaches (1 ed.). Cambridge, Reino Unido: Cambridge University Press, **2010**, 151-164.

48. Leach, Andrew R., Harren, Jhoti; Structure-based Drug Discovery. Berlim: Springer, **2007**.

49. Mauser H, Guba W.; Recent developments in de novo design and scaffold hopping, Current Opinion in Drug Discovery & Development. **2008**, 11 (3), 365-74.

50. Klebe G., Drug Design Methodology, Concepts, and Mode-of-Action, Springer-Verlag Berlin Heidelberg, publicado por Spektrum Akademischer

Verlag, **2009**.

51. Guedes I. A., Dardenne L.E., Magalhães C.S.D.; Recetor-ligando docking molecular Biophysical Reviews, **2014**, 6(1), 75-8.

52. Reddy A. S., Pati S. P., Kumar P. P., Pradeep H. N., Sastry G. N.; Curr. Prot.Pept. Sci., **2007**, 8, 329-351.

53. Hyndman, D., Bauman, D.R., Heredia, V.V., Trevor, M.P. Chemico-Bio. Int. **2003**, 143, 621-631.

54. June M., Erik Carlson B., Amy C. Milne, Erika Pape, David H.T. Harrison.Bioorg. Chem. **2006**, 34, 424-444.

55. Dinesh kumar, B., Kumar P. V., Bhuvaneshwara S.P., Mitra. A.; Inter. J of Pharmacy and Pharmaceu Sci. **2010**, 2(3), 0975-1491.

56. Inoue, I., Takahashi, K., Katayama, S., Akabane, S., Negishi, K., Suzuki, M., Ishii, J., Kawazu, S.; Melhoria da tolerância à glucose pelo bezafibrato em doentes não obesos com hiperlipidemia e tolerância à glucose diminuída. Docking Res. Pract, **1994**, 55, 199-205.

57. Hu, L.H., Chen, G.H., Chau, R. J. Mol. Graphics molecular modelling. **2006**,24, 244-253.

58. Krovat E. M., Steindl T., Langer T.; Curr. Comput. Aided Drug Des. **2005**, 1, 93-10.

59. Gupta. S.P.QSAR Studies on Enzyme Inhibitors.   Chem. Rev. 1907, 87, 1183- 1253.

60. Verma J., Khedkar V. M., Coutinho E. C. 3D-QSAR in Drug Design - A Review, Current Topics in Medicinal Chemistry, **2010**, 10, 95-11

61. Free, S. M.; Wilson, J. W. A mathematical contribution to structure- activity studies, J. Med. Chem., **1964,** 7, 395-399.

62. Winkler, D.A. The role of quantitative structure-activity relationships (QSAR) in biomolecular discovary. Briefings in Bioinformatics. **2002**, 3, 73-86.

63. Bonchev, D. Overall connectivity and topological complexity. Uma nova

ferramenta para QSPR/QSAR, Topol. Índices Relat. Descritores QSAR QSPR, **1999**, 361-401.

64. Hall, L. H. e Kier, L. B. Índices de estado electrotopológico para tipos de átomos: Uma nova combinação de informação eletrónica, topológica e de estado de valência, J. Chem. Inf. Comput. Sci., **1995**, 35, 1039-1045.

65. Hall, L. H., Mohoney, B. e Kier, L. B. O estado electrotopológico: Um índice de átomos para QSAR, Quant. Struct.-Activ. Relat., **1991**, 10, 43-51.

66. Kier, L. B. and Hall, L. H. The molecular connectivity chi indexes and kappa shape indexes in structure-property modelling, in Lipkowitz, K. B. and Boyd,D. B., Eds, Reviews in Computational Chemistry. Verlag Chemie, Nova Iorque, **1995**, 2, 367-422.

67. Kier, L. B. e Hall, L. H. Molecular Structure Descriptions: The Electrotopological State', Academic Press San Diego, CA. **1999**.

68. Hansch, C.; Leo, A.J. Substitutent Constants for Correlation Analysis in Chemistry and Bilogy. John Wiley, Nova Iorque, **1979**.

69. Topliss, J. G. and Edwards, R. P. Chance factors in studies of quantitative structure-activity relationships. J. Med.Chem., **1979**, 22,1238-1244.

70. Wold, S. Validação de QSAR's. Quant. Struct.-Activ. Relat., **1991**, 10, 191-193.

71. Tetko, I. V., Livingstone, D. J. e Luik, A. I. Estudos de redes neuronais: 1. Comparação de sobreajuste e sobretreinamento. J. Chem. Inf. Comput. Sci., **1995**, 35, 826-833.

72. Tropsha, A.Recent trends in Quantitative Structure-Activity Relationships. Em Burger's Medicinal Chemistry and Drug Discovery, 6th ed.; Abraham, D.J.,Eds.; John Wiley & Sons, **2003** (1); pp 49-76.

73. Bloom, F.E. Neurotransmission and the Central Nervous System (Neurotransmissão e o Sistema Nervoso Central). Joel G. Hardman, Lee E.

Limbard. Em The Pharmacological Basis of Therapeutics, 9ª edição; Gilman, A.G., Goodman, L.S., Rall, T.W., Murad, F., Eds.; Macmillan Publishing Co: Nova Iorque, 1985; pp 304-314.

74. Papa E.; Dearden J.C.; Gramatica P. Modelos de regressão QSAR lineares para a previsão de factores de bioconcentração por propriedades físico-químicas e descritores moleculares teóricos estruturais. Chemosphere **2007**, 67, 351- 358.

75. Tropha A.; Gramatica P.; Gombar V.J. A importância de ser sincero: A validação é o essencial absoluto para o sucesso da aplicação e interpretação de modelos QSAR.Comb. Sci.**2003**, 22, 69-77.

76. Gramatica P. Princípios de validação de modelos QSAR: internos e externos.QSAR Comb. Sci.**2007,** 26, 694-701.

77. Tropha A.; Gramatica P.; Gombar V.J. A importância de ser sincero: A validação é o essencial absoluto para o sucesso da aplicação e interpretação de modelos QSAR.Comb. Sci.**2003**, 22, 69-77.

78. Jaworska J.;Nikolova-Jeliazkova N.; Aidenberg T.QSAR Applicability Domain Estimation by Projection of the training set in Descriptor space: A Review. ATLA **2005**, 33, 445-459.

79. Hansch, C.; Leo, A. Substituent constants for correlation analysis in chemistry and Biology, Wiley- Interscience Publications, **1979**.

80. Pavan, M.; Netzeva, T.I.; Worth, A.P. Validação do modelo QSAR para toxicidade aguda. SAR e QSAR na investigação ambiental. **2006**, 17 (2), 147-171.

81. Leo, A. J. Chem. Soc., Perkin Trans. **1983,** 2, 825.

82. Fujita, T. J. Pharm. Sci. **1983,** 72, 285.

83. Martin, Y. C. Quantitative Drug Design; Marcel Dekker: New York. Basel.**1978,** 74.

84. Hansch, C.; Leo, A. J. Substituent Constants for Correlation Analysis in

Chemistry and Biology; Wiley: Nova Iorque, **1979.**

85. Rekker, R. F.; de Kort, H. M. Eur. J. Med. Chem. **1979,** 14, 479.

86. Dietrich, S. W.; Smith, R. N.; Brendler, S.; Hansch, C. Arch.Biochem. Biophys. **1979,** 194, 612.

87. Hansch, C.; Dietrich, S.; Smith, R. N. Deu. Biochem. **1979**, 4, 425.

88. Hansch, C.; Calef, D. E. J. Org. Chem. **1976,** 41, 1240.

89. Hansch, C. In Biological Activity and Chemical Structure; Buisman, J. A. K., Ed.; Elsevier: Amsterdam, **1977,** 47.

ÍNDICE DE CONTEÚDOS

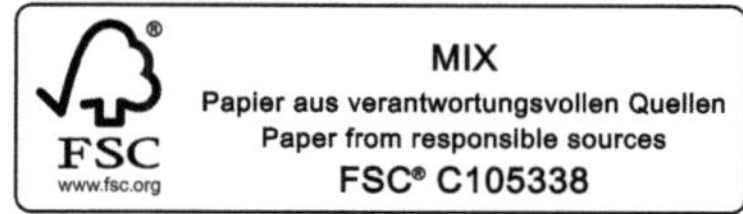

Printed by Books on Demand GmbH, Norderstedt / Germany